# LE
# CHOLÉRA

## EN FRANCE EN 1884

### REMÈDES PRÉVENTIFS
### SURNATURELS ET NATURELS

Par Ch. de BEAULIEU

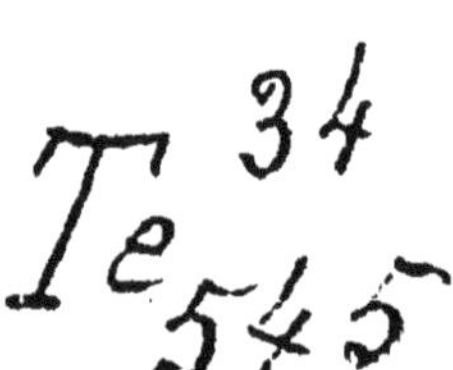

PARIS

SOCIÉTÉ GÉNÉRALE DE LIBRAIRIE CATHOLIQUE

76, RUE DES SAINTS-PÈRES, 76

—

1884

# OUVRAGES SUR LA FRANC-MAÇONNERIE

QU'EST-CE QUE LA FRANC-MAÇONNERIE ?

La Franc-Maçonnerie est une association secrète très ancienne, mère et directrice de toutes les autres sociétés occultes de notre époque, répandue dans le monde entier, et qui, présentement, a son principal théâtre d'action en Allemagne et en France.

Son but est la destruction de toute religion, de toute morale.

Les ouvrages ci-après ont pour objet de faire connaître ses origines, ses développements, ses agissements, ses promoteurs, ses adeptes, ses dangers.

LISEZ !

La Franc-Maçonnerie, voilà l'ennemi ! oui, le pire ennemi de notre religion et de notre pays : car ils étaient, les Francs-Maçons, à la tête de la Commune.

**Lettre encyclique du Pape Léon XIII.** — Une brochure grand in-18, beau papier, 25 c.; le cent, 20 fr. - - Edition populaire in-18, 10 c.; le cent, 8 fr.; le mille, 60 fr.

**La Franc-Maçonnerie,** *doctrine, histoire, gouvernement,* par Mgr FAVA, évêque de Grenoble. — Brochure grand in-18 de 104 p. . . . . . 60 c

**La Franc-Maçonnerie, voilà l'ennemi !** *cri d'alarme jeté à la civilisation,* par S. COLTAT, ancien fabricant. — Brochure in-18. de 106 p. 25 c.

**La Franc-Maçonnerie au pouvoir (1789-1880),** par E. D'AVESNE. — Brochure in-18 de 96 pages. . . . . . . . . . . . . . . . . . . . . . . . 25 c.

*Le même,* encadré filet noir, grand papier. . . . . . . . . . . . . . . 1 fr.

**Les Francs-Maçons dévoilés par eux-mêmes.** — Brochure in-32 de 34 pages. . . . . . . . . . . . . . . . . . . . . . . . . . . . . . . . . . 10 c.

**La Franc-Maçonnerie, son secret, ses aveux,** par J. HAIRDET, directeur de *la Défense.* — Brochure in-16 de 32 pages. . . . . . . . . . . . 10 c.

**Les Sociétés secrètes,** par CLAUDIO JANNET. — Un volume in-32 de 118 pages. . . . . . . . . . . . . . . . . . . . . . . . . . . . . . . 25 c.

**Tract sur la Franc-Maçonnerie :** *Le Secret d'un Franc-Maçon,* le cent, 1 franc ; le mille, 8 francs.

**Le Poison civique,** maçonnique et obligatoire, *selon la formule du Dr Paul Bert,* par JULES ANGLADE. — 1 vol. in-12 de 96 pages. . 35 c.

**Le Parti de la liquidation sociale,** *son but, son organisation, ses progrès depuis la Commune de Paris,* par J. HAIRDET, directeur de *la Défense.* — Un volume in-8° de 108 pages. . . . . . . . . . . . . . 2 fr.

**Catéchisme social et politique,** *d'après les principes du bon sens, du droit naturel et de la civilisation chrétienne,* dédié par un citoyen à ses concitoyens — Brochure in-32 de 96 pages. . . . . . . . . . . 25 c.

**Les deux Frances : Radicaux et Catholiques en 1870,** par E. D'AVESNE. — Un volume in-12 de 386 pages. . . . . . . . . . . . . . . . . 3 fr.

**Lumière et vérité. A tous les Francs-Maçons du monde.** Ouvrage utile non seulement aux Francs-Maçons, mais aussi à ceux qui ne le sont pas, par l'abbé LEVEL, curé de Delouze (Meuse). — Un volume in-8° de 390 pages. . . . . . . . . . . . . . . . . . . . . . . . . . . . . . . 5 fr.

Chaque ouvrage sera expédié franco contre mandat-poste; mais si on achetait tous les ouvrages ci-dessus, on recevrait Gratuitement comme Prime le journal L'AMI DES LIVRES pendant une année.

*Adresser les demandes à M. PALMÉ, éditeur, 76, rue des Saints-Pères, Paris.*

# LE CHOLÉRA EN 1884

Le 23 juin dernier, un immense cri d'alarme, répété et affaibli par les échos de la presse, se faisait entendre sur les bords de la Méditerranée et jetait dans Paris, à trois jours d'intervalle, cette lugubre et sinistre nouvelle : *Le choléra est à Toulon! Le choléra est à Marseille! Le choléra est à Aix!*

La foule affolée, car la peur ne raisonne jamais, s'échappait aussitôt, par toutes les voies possibles, des deux premières villes atteintes par le fléau, au risque d'en porter ailleurs le germe ; le vide se faisait partout et la misère, plus terrible encore que l'épidémie, menaçait d'atteindre un grand nombre de familles laissées sans ressources par le chômage des usines et du commerce.

Il fallait à tout prix conjurer les effets de la panique générale. Le gouvernement, mis *officiellement* en demeure de rassurer le pays, s'adressa en cette occurrence aux sommités de la science médicale, qui déclarèrent tout d'abord, *à distance*, que l'on avait affaire au choléra sporadique engendré sur place, par suite de circonstances déplorables d'hygiène locale. Cependant, le nombre des morts augmentant chaque jour, il fallut bientôt se rendre à l'évidence et reconnaître, après enquête sévère sur les lieux, que l'on était en présence du choléra asiatique et épidémique. Comment et par qui le fléau avait-il été importé? Ici commence le champ des conjectures. Les uns prétendent que le choléra provient des vieux effets d'équipement du *Montebello;* d'autres, d'un foyer mal éteint de la *Sarthe*, de sacs rapportés de la Cochinchine par ce *transport* et vendus ; d'autres enfin que la maladie arrive de la mer Rouge, LA SEULE PORTE D'ENTRÉE DU CHOLÉRA EN EUROPE; bref, il n'en reste pas moins établi que nous avons en France « une épidémie menaçante, dont la forme jusqu'à ce jour est *relativement bénigne*, mais qui peut, d'un moment à l'autre, prendre des proportions plus graves et envahir le reste du pays.

Il est donc de toute nécessité de se prémunir contre ses atteintes.

Pour cela, que faire?

Aide-toi, dit le proverbe, et le ciel t'aidera !

Nous sommes du nombre de ceux qui interprètent cet adage populaire dans le sens le plus large.

Les comités d'hygiène, les Académies de médecine, les hommes de l'art les plus compétents, nous proposent l'emploi de diverses mesures préventives contre l'extension du fléau; certes nous sommes les premiers à accueillir de grand cœur leurs formules savantes : nous nous ferons un devoir non seulement d'en consigner ici quelques-unes, mais encore de recommander au public l'usage de celles qui nous paraissent avoir le plus de chance de succès. Mais, nous le constatons à regret, il est un remède souverain auquel la science n'a point songé, dont l'efficacité, pourtant, est établie sur les témoignages les plus irrécusables et confirmée par les données historiques les plus incontestables. La formule en est simple, d'une exécution facile, à la portée de tout le monde ; elle a été donnée par celui-là même qui commande à la vie et à la mort, par notre Père qui est dans les cieux. Nous voulons parler de la prière. Ce remède, il est vrai, est surnaturel, à ce titre, il peut paraître ridicule et inutile à certains esprits étroits et les faire sourire de pitié. Mais, pour nous chrétiens, il n'en est pas de plus efficace. Les élans de la prière, secondés par les conseils et les prescriptions de la science, voilà le palladium qui doit nous servir de rempart contre les coups du choléra.

## 1° LA PRIÈRE

### *Remède surnaturel contre le choléra.*

Il est des jours, dans la vie des peuples, comme dans celle des individus, où la patience de Dieu, poussée à bout, si l'on peut s'exprimer ainsi, par les criminels attentats des hommes, semble se lasser, et sa justice oublier qu'elle a l'éternité pour exercer son cours. Alors, par son ordre souverain, s'échappent du puits de l'abîme, selon le langage de l'Ecriture, les guerres et les famines, les fléaux de toutes sortes et les pestes. Ce sont là les ministres de ses vengeances, chargés de rappeler à ceux qui l'ont oublié que son bras n'est pas raccourci et qu'il est toujours le maître de la vie et de la mort.

Sans remonter plus haut, notre siècle a été le témoin épouvanté de plusieurs de ces coups de foudre inattendus, lancés par la main divine, et la France, en particulier, en a ressenti, à différentes reprises, les terribles effets. Qu'il nous suffise de rappeler, *sans commentaires*, les invasions étrangères qui mirent fin au règne de Napoléon I<sup>er</sup>, l'apparition du premier choléra en 1832, après le sac de l'archevêché de Paris et la profanation de l'église de Saint-Germain l'Auxerrois; celles de 1852 et de 1865; les ravages du phylloxéra, cet autre choléra de l'un de nos plus riches produits, et en dernier lieu, la guerre de 1870 avec ses désastreuses conséquences;

la Commune de 1871 et la guerre civile avec toutes ses horreurs et ses assassinats.

Mais si Dieu frappe de ces coups soudains et épouvantables, c'est pour mieux nous ramener à lui et nous faire entendre sa voix toute-puissante. Sa colère est un effet caché de sa miséricorde et de sa bonté. Cela est si vrai que le plus souvent elle se laisse désarmer aux premiers accents du repentir et de la prière. La ville de Milan est décimée par la peste, mais elle a pour archevêque saint Charles Borromée, qui mieux que personne connaît la puissance de la prière sur la cœur de Dieu.

Il prie, et avec lui, tous les habitants que l'épidémie n'a point encore atteints, et soudain, le terrible fléau, que tous les secours humains étaient impuissants à détourner, s'arrête devant ce concert de supplications. Un peu plus tard, la ville de Marseille, aujourd'hui encore si éprouvée, est ravagée par la peste : son évêque, le pieux et vénérable Belzunce, à l'exemple de saint Charles, redouble de ferveur dans la prière. Il ordonne une neuvaine en l'honneur du Sacré-Cœur de Jésus. La neuvaine est à peine terminée que la peste disparaît miraculeusement. Voilà, il faut en convenir, un remède qui en vaut bien un autre. Comment pourrait-il en être autrement? C'est Dieu lui-même qui a pris soin de nous l'indiquer, comme étant infaillible, et qui nous a assurés, par un serment solennel, de son efficacité. « En vérité, en vérité, je vous le dis, demandez et vous recevrez, frappez et on vous ouvrira ; tout ce que vous demanderez à mon Père en mon nom vous sera accordé. »

Pourrait-il, après un engagement si formel et si précis, ne pas nous préserver des fléaux qui menacent notre vie, lui qui donne la parure aux lis des champs et la nourriture aux petits oiseaux?

Si Dieu a promis d'exaucer les prières qui lui sont adressées *directement* par chacun de nous, à plus forte raison les accueillera-t-il avec faveur, si elles lui sont présentées par de puissants intercesseurs comme nos Saints Patrons, la Sainte Vierge, Saint Joseph ou par les saints auxquels il a réservé le privilège d'obtenir de lui certaines grâces spéciales pour la guérison non seulement de nos maux spirituels, mais encore des maux temporels eux-mêmes, et le choléra est de ce nombre.

Nous avons sous les yeux un livre de grande foi que les circonstances actuelles semblent avoir inspiré et qui se recommande en ce moment d'une façon toute particulière à la piété des fidèles. Il a pour titre : *De l'Invocation miraculeuse des saints dans les maladies et les besoins particuliers*, par M<sup>me</sup> la baronne d'Avout (1).

Nous ne pouvons résister au plaisir d'entrer dans quelques détails sur cette œuvre édifiante à tous les points de vue.

L'auteur a cherché avec soin dans les Bollandistes et dans les auteurs les plus anciens qui ont raconté la vie des saints, ceux que la foi des peuples a honorés d'un culte spécial, dû aux dons particuliers qui les rendent pour nous de chers et précieux intercesseurs.

Chaque mois nous en offre un certain nombre, et l'auteur, suivant religieusement l'ordre du calendrier, les présente tour à tour à la piété du lecteur.

C'est ainsi qu'en ce qui concerne la *peste*, le *choléra* et les *maladies contagieuses*, nous avons seize saints ou saintes à invoquer : sainte Geneviève, saint Roch, saint Antoine ermite, saint Sébastien, sainte Julienne, saint Martial, sainte Reine d'Alyse, saint Adrien, saint Guidon, saint Germer, saint Valentin, saint Casimir, saint Généré, saint Félix, saint Christophe et saint François Xavier.

(1) Un beau vol. in-16, papier teinté, lettres ornées et texte encadré d'un filet rouge, prix 2<sup>f</sup>,50, à la Société générale de la Librairie Catholique, 76, rue des Saints-Pères, Paris.

Il en est ainsi pour toutes les maladies spirituelles ou corporelles. Nous y trouverons des intercesseurs contre les accusations injustes, les calomnies, les indiscrétions, le faux témoignage.

Des intercesseurs en faveur des absents.

Des intercesseurs en faveur des enfants malades, de ceux qui tardent à marcher, de ceux qui ont des convulsions.

Des intercesseurs en faveur des jeunes femmes et des mères de famille.

Des intercesseurs pour obtenir une bonne mort.

Des intercesseurs en faveur des âmes du purgatoire.

Des intercesseurs pour les affaires importantes et difficiles, pour les choses perdues ou dérobées, contre la famine, et dans les souffrances de la faim et des privations, contre la folie, la frénésie, les maléfices et les énergumènes, contre l'incendie, contre la pauvreté excessive, contre la peur, contre les périls sur mer et pour les noyés, contre la rage et les chiens enragés, contre la sécheresse, contre la morsure des serpents, contre la surdité, pour obtenir un temps favorable, contre les orages, les ouragans, les tempêtes, les pluies continuelles, la foudre, etc.

Des intercesseurs pour les maladies contagieuses, pour la guérison des cancers et des seins malades, des clous et abcès, des maux de dents, fluxions, maladies de gencives et rage de dents, de l'érysipèle et des maladies de la peau, de l'épilepsie, des évanouissements et des spasmes, des écrouelles, des scrofules et des plaies mauvaises, des maux de l'estomac, des fièvres, de la faiblesse des membres, de la goutte, de la gravelle, des maux de gorge, de la toux, de l'esquinancie et du rhume, des hydropisies, hémorragies, hernies, des maladies incurables et désespérées, des maux de jambes et de genoux, des maladies nerveuses, des maux d'oreilles, de la paralysie et de l'apoplexie, des points de côté, palpitations et battements de cœur, des maux de reins et rhumatismes, des maux de tête, des ulcères, des maux d'yeux, etc.

Le lecteur nous pardonnera ce hors-d'œuvre, si hors-d'œuvre il y a, en raison de son actualité et du profit que peuvent en retirer les âmes pieuses.

Voici maintenant comme complément des remèdes surnaturels indiqués ci-dessus, quelques-unes des formules de prières adressées à Dieu et aux saints en temps d'épidémie, de peste ou de choléra :

## Prière à Dieu

### En temps de fléau public, de peste, de famine, etc.

Il n'est pas étonnant, ô mon Dieu, ô Père souverainement juste, que tous les éléments de ce monde se révoltent et sévissent contre nous ; il n'est pas étonnant que nous ayons à subir en ce moment des tempêtes, des foudres, des tremblements de terre, et les débordements de la mer ou des fleuves, et l'infection contagieuse de l'air que nous respirons. Non, ce n'est pas étonnant, ô mon Dieu : car nous ne cessons d'abuser de vos dons.

Nous prenons plaisir à reconnaître que vos créatures, dans ce fléau même, vous servent docilement et obéissent à leur Créateur ; nous reconnaissons aussi que vous nous traitez en père, et que, si vous nous punissez (légèrement d'ailleurs), c'est pour nous dégoûter de notre confiance en ce monde et nous attirer au désir de l'éternelle vie.

Cependant, nous vous supplions de vous souvenir de votre miséricorde au milieu même de votre colère. Ces épreuves nous ont été envoyées par un Dieu offensé ; qu'elles soient éloignées de nous par un Dieu apaisé.

La contagion de ce fléau ne nous atteindra pas profondément, si nous écartons de nos âmes la contagion du vice. O Père des miséricordes, c'est à vous qu'il appartient de préserver notre âme des poisons du mal, et notre corps de ceux de l'épidémie.

Accordez-nous cette double délivrance. Amen (1).

## Autre prière à Dieu.

Sur la pieuse initiative d'une personne animée d'un grand zèle et d'un ardent esprit de charité, la prière suivante, jadis récitée en temps d'épidémie, vient d'être réimprimée avec l'approbation de l'autorité ecclésiastique, et distribuée à un grand nombre d'exemplaires parmi les catholiques du Nord, qui l'affichent dans leurs maisons :

### LOUÉ SOIT JÉSUS-CHRIST

Sainte Marie, Vierge, Mère de Dieu, qui avez été conçue sans péché, je vous choisis aujourd'hui pour dame et maîtresse de cette maison ; je vous prie, par votre Immaculée Conception, de la préserver du choléra, du feu, de l'eau, du tonnerre, de la tempête, des voleurs, du schisme, de l'hérésie, des tremblements de terre et de mort subite. Bénissez et protégez, Vierge sainte, toutes les personnes qui y demeurent; obtenez-leur la grâce d'éviter tout péché et autres malheurs et accidents.

Et le Verbe s'est fait chair, et il a habité parmi nous.

Loué soit à jamais le Très Saint-Sacrement de l'autel.

Seigneur, j'ai mis en vous mon espérance, je ne serai pas confondu.

Divin Cœur de Jésus, ayez pitié de nous.

Cœur immaculé de Marie, priez pour nous.

Préservez-nous aussi des révolutions, des guerres civiles, de l'anarchie et d'une mort violente.

## Prière à saint Roch.

Saint Roch, mort en 1327, honoré aux diocèses de Paris, de Marseille et de Montpellier, est particulièrement invoqué

(1) Prière extraite du livre intitulé : *Le Livre de ceux qui souffrent*, recueil de prières, d'après les manuscrits du moyen âge, par M. Léon Gautier, 1 vol. in-32 de 448 pages encadrées de vignettes moyen âge, caractères elzéviriens. Prix : 4 fr. Librairie Catholique, 76, rue des Saints-Pères.

dans la peste. Ce saint est si universellement connu que nous ne pouvons douter de son grand pouvoir auprès de Dieu ; et en effet, l'histoire si admirable de sa vie nous apprend qu'au moment de sa mort, Notre-Seigneur Jésus-Christ le consola et l'encouragea par ces paroles si touchantes : « Voici le temps, mon bien-aimé Roch, que je dois porter votre âme dans le sein de mon Père ; si donc vous avez quelque grâce à demander pour vous ou pour les autres, demandez-la au plus tôt, et elle vous sera accordée ! »

Il pria donc le Seigneur de préserver ou de délivrer de la peste tous ceux qui imploreront son assistance.

### INVOCATION

O Dieu tout-puissant et infiniment bon, délivrez-nous, par les mérites et les prières de saint Roch, de tout air corrompu, des ardeurs de la fièvre, de la peste et de l'épidémie, de toutes maladies contagieuses, et d'une mort subite et imprévue, ainsi que de la damnation éternelle. Nous vous en prions par Notre-Seigneur Jésus-Christ. Ainsi soit-il.

*Saint Roch, qui préservez de toutes pestes et de toutes maladies contagieuses, priez pour nous.*

(Extrait du livre de M^me la baronne d'Avout intitulé :
*De l'Invocation miraculeuse des saints dans les maladies et les besoins particuliers,* dont nous avons déjà parlé plus haut.)

Nous venons d'indiquer sommairement le remède surnaturel par excellence qui nous est offert par Dieu lui-même contre les atteintes du choléra, voyons maintenant les principaux remèdes naturels que préconise la science médicale. Nous n'avons point la prétention de les indiquer tous. Nous courons au plus pressé, et nous n'avons qu'un désir, c'est d'arriver à temps pour être utile à quelques-uns de nos frères souffrants. Nous nous arrêterons donc aux remèdes les plus connus, à ceux dont l'emploi est plus facile et moins coûteux.

### 2° REMÈDES NATURELS

#### *Symptômes avant-coureurs du choléra. — Mesures préventives.*

Le choléra s'annonce ordinairement par la *diarrhée*, qui précède de quelques jours ou de quelques heures l'invasion du mal.

1° On doit s'attacher avant toute chose à arrêter la diarrhée. Pour cela il faut se mettre au lit et s'envelopper d'une couverture de laine, de manière à provoquer une sueur abondante.

2° Garder une diète absolue jusqu'à ce que la diarrhée ait cessé.

3° Boire en petite quantité à la fois une infusion chaude de tilleul ou des infusions aromatiques, telles que celles de camomille, de menthe, de verveine, de sauge ou de thym.

4° Prendre, de demi-heure en demi-heure, une cuillerée à soupe de la potion suivante :

| | |
|---|---|
| Infusion de thé sucré. . . . . . . . . | 150 grammes |
| Alcoolat de menthe. . . . . . . . . | 30 — |
| Sous-nitrate de bismuth. . . . . . | de 4 à 10 grammes |
| Laudanum de Sydenham. . . . . . | 10 à 20 gouttes |

(à partir de l'âge de dix ans).

A défaut de cette potion, il faut prendre, de deux heures en deux heures, un des paquets suivants :

| | |
|---|---|
| Sous-nitrate de bismuth . . . . . . . | 10 grammes |
| Extrait sec d'opium . . . . . . . . . . | 5 centigrammes. |

Le tout divisé en cinq paquets.

Ou bien encore, à défaut de ces paquets, on prendra d'heure en heure, jusqu'à cessation de la diarrhée, *cinq gouttes* de laudanum de Sydenham.

Une cuillerée à café de bismuth dans un peu d'eau sucrée.

Enfin, à défaut d'une de ces deux substances, il faut prendre la quantité indiquée ci-dessus de celle que l'on a.

Nota. Pour le laudanum, il faut avoir soin de ne pas dépasser la dose totale de *vingt-cinq gouttes*.


Dès que la maladie se confirme, c'est-à-dire dès que le malade *vomit*, se *refroidit* et a des *crampes*, il faut employer les moyens suivants :

1° Coucher le malade dans un lit chauffé.

2° Faire sur toute la surface de son corps des frictions énergiques avec un tissu de laine ou de crin.

3° L'entourer de cruchons d'eau chaude, de briques, de roues de gayac chauffées.

4° Lui administrer la potion suivante, par cuillerées à soupe, de quart d'heure en quart d'heure :

| | |
|---|---|
| Liqueur d'Hoffmann . . . . . . . . . . . . . . | 2 grammes. |
| Acétate d'ammoniaque. . . . . . . . . . . . | 8 — |
| Teinture de cannelle. . . . . . . . . . . . . | 5 — |
| Cognac ou rhum . . . . . . . . . . . . . . . | 40 — |
| Hydrolat de mélisse . . . . . . . . . . . . | 60 — |
| Sirop de menthe. . . . . . . . . . . . . . . | 30 — |

A défaut, il faut donner au malade une cuillerée à soupe d'infusion de thé additionnée d'eau-de-vie, ou une cuillerée à soupe de vin chaud sucré.

5° On doit combattre les vomissements en faisant avaler au malade des petits morceaux de glace.

PRÉCAUTIONS HYGIÉNIQUES RECOMMANDÉES EN CAS DE CHOLÉRA

Il faut éviter les fatigues exagérées, les excès de travail et de plaisirs, les veilles prolongées, les bains froids et de trop longue durée, en un mot, toutes les causes d'épuisement. Le refroidissement du corps, surtout pendant le sommeil, par les fenêtres ouvertes, les vêtements trop légers, le soir après une journée très chaude, l'ingestion de grandes quantités d'eau froide, sont particulièrement dangereux en temps de choléra. L'usage d'une eau de mauvaise qualité est une des causes les plus communes du choléra. L'eau des puits, des rivières et des petits cours d'eau est souvent souillée par les infiltrations du sol, des latrines, des égouts, par les résidus des fabriques. Quand on n'est pas sûr de la bonne qualité de l'eau servant aux boissons et à la cuisine, il est prudent d'en faire bouillir chaque jour plusieurs litres pour la consommation du lendemain, l'ébullition donnant une sécurité complète. On peut encore faire infuser dans l'eau bouillante une petite quantité de thé, de houblon ou de centaurée, et boire ces infusions soit pures, soit mélangées au vin.

Les eaux de sources naturelles, dites eaux de table, rendent dans ces cas de grands services ; mais elles doivent être surveillées, car elles sont parfois fabriquées de toutes pièces, aux lieux de vente, avec de l'eau de médiocre qualité. Parmi ces eaux, nous recommanderons les eaux bicarbonatées calciques, comme celles de Châteaufort, ou ferrugineuses, comme la *Reine du fer*. Il faut renoncer complétement à se servir des puits en temps de choléra. Il n'y a aucun inconvénient à faire un usage modéré de fruits bien mûrs et de bonne qualité; on doit toujours les piler et mieux encore les manger cuits. Cette recommandation s'applique

aux légumes. Autant que possible, il faut les faire cuire.
Les salades, les radis, les produits maraîchers, pourraient à
la rigueur retenir quelques germes dangereux à la surface du
sol.

Rien n'est plus nuisible que les liqueurs alcooliques prises
en quantité inaccoutumée. Il faut faire un usage très réservé
des glaces et des boissons glacées.

### DEUXIÈME RECETTE CONTRE LE CHOLÉRA

#### *Traitement par le genièvre.*

Dans un litre d'esprit de genièvre pur (genièvre en grain),
faites infuser 25 grammes des quatre racines suivantes :

1º *Calamus odorans* (Roseau odorant);
2º *Anula campana* (Aunée des champs) ;
3º *Gentiana lutea* (Gentiane jaune) ;
4º *Angelica archangelica* (Angélique officinale).

Réduisez ces racines en petits morceaux et faites-les infuser pendant trois jours pleins dans la quantité de genièvre
susindiqué et dans un litre de verre bien bouché. Soutirez
ensuite la liqueur et mettez-la dans un autre flacon que vous
aurez soin de fermer hermétiquement, de coucher et de pla-
cer dans un lieu sec, où elle peut se conserver plusieurs
années. On peut employer les mêmes racines à une seconde
infusion, on obtient une liqueur qui n'est plus anti-cholé-
rique comme la première, mais qui est un très bon digestif.

### APPLICATION

1º Il importe de prendre ce remède aussitôt que la
maladie se déclare par des crampes ou des coliques accom-
pagnées de diarrhée et de nausées. On peut même le

prendre comme préservatif, si l'on se sent prédisposé au choléra. Il est également efficace contre la bile noire et les coliques. Son composé étant très simple et très innocent, il ne peut occasionner aucune indisposition.

2° La quantité à prendre est d'un verre à liqueur ordinaire pour une grande personne. Les enfants de 12 à 16 ans n'en doivent prendre que les deux tiers et l'on doit en donner moins en proportion des âges inférieurs. Toutefois, on peut augmenter et doubler la dose, si on la donne quand le mal a fait beaucoup de progrès.

3° Les coliques et les crampes cessent ordinairement par ce remède en moins d'une heure. Si un mieux sensible n'est pas opéré en moins d'une demi-heure, il faut donner encore au malade une demi-potion.

On ne doit pas s'effrayer si les selles et la diarrhée continuent pendant quelque temps, il est nécessaire que le corps rejette les matières décomposées avant l'incorporation du remède.

4° Comme ces évacuations anormales produisent sur les personnes atteintes un froid excessif, on fait bouillir sept ou huit feuilles moyennes de sauge, dans une pinte d'eau, pendant quelques minutes, et une demi-heure après avoir fait prendre le premier remède, on leur donne ce thé de sauge tiède en cinq ou six fois, de demi-heure en demi-heure; si le maade sent une vive altération, on peut lui donner de l'eau d'orge à discrétion.

5° Aussi longtemps que durent les coliques et les crampes, on a soin d'envelopper le malade, depuis les épaules jusqu'aux hanches, d'une étoffe de laine que l'on a trempée dans l'eau bouillante et tordue préalablement. On applique cette laine aussi chaude que possible, et si elle devient froide avant l'extinction des symptômes, on renouvelle le bain de l'étoffe de laine et l'application.

6° Lorsque le remède a bien opéré et que les douleurs ont

disparu, on peut, pour ne pas trop affaiblir le malade, lui faire prendre, de deux heures en deux heures, par petit verre, la boisson obtenue par le mélange d'une pinte d'eau dans une pinte de vin de Bordeaux, dans lequel on fait fondre 125 grammes de sucre blanc; ordinairement, on peut donner cette boisson immédiatement après le thé de sauge.

7° Les vomissements ayant entièrement cessé, et le malade sentant le besoin de manger, on commence par lui faire prendre une panade composée d'eau, d'un peu de pain blanc, d'un jaune d'œuf, de sucre blanc.

Pendant la convalescence, on conseille le bouillon avec un œuf ou deux par jour, et la boisson d'eau rougie avec du sucre, comme il est prescrit au n° 6.

NOTA. — 1° Beaucoup de personnes, en prenant ce remède au commencement du mal, sont guéries le lendemain et vont vaquer à leurs occupations; on ne saurait trop recommander la prudence en ce qui concerne la nourriture; on doit pendant quelque temps s'abstenir de liqueurs alcooliques et de boissons fermentées.

2° Les ingrédients de cette recette se vendent à très bas prix chez tous les pharmaciens, on doit prendre soin que l'*anula* soit bien l'*anula campana*.

3° Si l'on remarque chez les personnes atteintes du fléau, que des vers se trouvent dans leurs selles mêlés aux matières fécales, on leur fait prendre, après le fort de la maladie, et le remède ayant réussi, le vermifuge suivant par cuillerée et toutes les heures :

25 grammes de sucre blanc, fondu dans une tasse d'eau bouillante et mélangé avec tout le jus d'un citron. Ce vermifuge très doux ne peut nuire, même aux enfants.

### TROISIÈME RECETTE

*Traitement par l'éther sulfurique soufré.*

M. le docteur Tison, dans deux articles du journal scientifique *le Cosmos*, des 5 et 15 juillet courant, appelle l'attention du corps médical sur le traitement du choléra par l'éther sulfurique soufré et donne la formule suivante adoptée par le docteur Boutigny.

Dans 10 grammes d'éther sulfurique à 65° Beaumé, on introduit 1 gramme soufre sublimé lavé (fleur de soufre purifié); on agite, au besoin, le flacon ; si la température extérieure est trop froide, on le fait plonger dans l'eau tiède, pendant quelques secondes, pour faciliter la dissolution.

Ce médicament s'emploie de la façon suivante :

Dans un demi-verre d'eau sucrée contenant un morceau de glace, on verse 25 à 30 gouttes d'éther sulfurique soufré, après avoir eu soin d'agiter le flacon et de laisser déposer les parcelles de soufre les plus denses.

On remplit alors le verre avec de l'eau de Seltz et on fait boire au malade par petites gorgées. Par l'usage de ce médicament, les vomissemeuts cessent d'abord, les crampes ensuite, au fur et à mesure que la chaleur renaît et que la réaction se produit.

### QUATRIÈME RECETTE

*Traitement du choléra par l'absinthe.*

Cette recette nous est fournie par le R. P. Janin, provicaire apostolique à Sadec. « J'ai employé, avec beaucoup de succès, écrit ce Père, dans une lettre très intéressante adressée au général Thory, l'absinthe dans le traitement du choléra asiatique, en en administrant par plein verre à bordeaux au malade. J'en fais prendre un verre, puis j'attends quelques minutes (quatre à cinq) ; si le pouls ne revient pas, je recommence jusqu'à ce que je le sente. Il y a des femmes, des vieillards, des enfants de douze à quinze ans, des femmes enceintes, qui en ont bu jusqu'à sept verres à bordeaux avant de voir revenir le pouls et la chaleur. La réaction se fait assez vite, et la guérison est souvent presque immédiate ; les uns sont guéris après une heure ou deux, les autres après une journée. Dans une petite paroisse, sur soixante-quinze malades du choléra, tous traités par l'absinthe par moi, selon cette méthode, soixante-treize ont été guéris. Des deux personnes mortes, l'une avait refusé de boire après le premier verre, l'autre, après avoir été guérie, a mangé trop tôt...

« Au fort de Socirang, sur sept soldats français atteints du choléra, j'en ai sauvé six par l'absinthe ; celui qui est mort, était à l'agonie à mon arrivée... A Sadec, une religieuse, prise du choléra, a bu un plein grand verre à pied tout d'un trait... Ce verre d'absinthe lui a enlevé ses coliques immédiatement, le pouls est revenu tout de suite.

« La maladie l'a prise vers les dix heures du matin ; à deux heures du soir, elle était complétement guérie.

« Moi-même, j'ai eu le choléra trois fois. La première fois, la maladie m'a pris subitement par des selles et des vomissements qui m'ont anéanti. J'ai bu un tiers de litre d'absinthe dans dix minutes environ ; tout a cessé, je me suis endormi, et à minuit je me suis réveillé bien guéri. La deuxième attaque et la troisième ont commencé par des selles. Je me suis guéri en prenant deux verres à bordeaux d'absinthe et deux verres de cognac dans du thé chaud. Je pourrais vous donner beaucoup d'autres exemples, car pendant les deux dernières épidémies de choléra en Cochinchine, j'ai soigné et sauvé beaucoup de malades.

« Si le malade est soigné dès le début, un petit verre ou

deux peuvent suffire pour arrêter la maladie. L'emploi de l'absinthe est préférable à celui du cognac.

« Ce qu'il y a de curieux, c'est qu'après avoir pris 5 à 6 verres à bordeaux d'absinthe, peu de malades sont ivres. Mais ceux qui s'endorment comme étant ivres sont sauvés; ils se réveillent guéris. Si le malade ne consent pas à boire assez pour faire revenir le pouls, il est perdu. L'absinthe prise avant la réaction ne fait jamais de mal. Il faut cependant ne pas en donner trop à la fois, de peur de dépasser la dose nécessaire et de produire une réaction trop forte. Mais en la donnant par verres à bordeaux, il n'y a rien à craindre, si l'on s'arrète à la renaissance du pouls... »

« Après le recouvrement du pouls, si le malade se plaint du mal de tête, il faut lui mettre sur la tête des compresses d'eau vinaigrée. Si le malade avait trop soif après la réapparition du pouls, on pourrait lui faire boire de l'eau dans laquelle auraient été battus des blancs d'œuf; la soif disparaît vite. »

## CINQUIÈME RECETTE

*Traitement du choléra par le pétrole.*

L'efficacité du pétrole a été reconnue et appliquée depuis l'an dernier, en Syrie. Les Révérends Pères de Beyrouth ont constaté et déclaré que huit à dix gouttes de cette essence, bues dans un verre d'eau ont sauvé bien des malheureux d'une mort imminente.

## SIXIÈME RECETTE

*Traitement du choléra par le tabac.*

Les docteurs Pécholler, Willis et de Diemer Broek, tout en constatant que l'abus du tabac a de fâcheuses conséquences, n'en recommandent pas moins l'emploi contre les influences épidémiques, et la raison qu'ils en donnent nous paraît très plausible, surtout depuis qu'il est prouvé que les maladies épidémiques et contagieuses sont dues à l'intervention de *microbes*. La nicotine, qui entre pour beaucoup dans l'essence du tabac, est, comme on le sait, un poison très actif contre les animaux et l'homme en particulier; à plus forte raison son action doit-elle être plus terrible contre les *microbes* ou *animalcules* qui provoquent l'apparition du choléra. Tapissant chez les fumeurs la muqueuse de la bouche et du pharynx, la nicotine se trouve placée à la porte principale que prennent les *microbes* pour entrer dans l'organisme. Elle s'impose donc comme ayant contre le choléra et les autres maladies microbiennes une réelle vertu préventive.

## SEPTIÈME RECETTE

### *Traitement du choléra par le riz bouilli.*

Un journal militaire assure que plusieurs officiers qui ont traversé en France l'épidémie du choléra asiatique de 1853 et de 1854, se trouvèrent bien de l'emploi quotidien du riz bouilli dans la soupe. Plusieurs quartiers de caserne occupés par les détachements qui prenaient cette précaution furent préservées de la contagion, lorsque le corps voisin, qui alimentait ses hommes comme d'habitude, était atteint.

Le même phénomène s'est produit à Paris, en 1868, pendant une épidémie de fièvre typhoïde; deux régiments occupant la Pépinière furent, l'un préservé et l'autre très éprouvé. Ils changèrent de casernement, et les deux bataillons où l'on mêlait du riz à la soupe restèrent toujours indemnes dans les chambres où, la veille, les bataillons précédents faisaient entrer dix hommes par jour à l'hôpital.

Le chef de ce corps qui avait si heureusement prescrit

cette alimentation salutaire n'avait certainement pas la prétention de croire que le riz tuait le microbe de la fièvre typhoïde ou du choléra, mais il avait la pratique de l'hygiène des pays chauds, où le riz joue un rôle précieux.

Le même journal recommande aux officiers dont les hommes viendraient à être subitement atteints par l'épidémie de les faire frictionner jusqu'au sang. En 1865, le 22e de ligne eut plusieurs hommes atteints ; on sauva la plupart de ces malades à l'aide du même procédé.

Nota. — Nous ne parlerons du traitement du choléra par la médication cuprique, c'est-à-dire par l'emploi du cuivre, que pour dire que non seulement cette médication est inutile, mais encore dangereuse et susceptible de déterminer des vomissements, des coliques et de la diarrhée. Il en est de même de l'application des plaques de cuivre sur l'abdomen.

Nous pourrions multiplier nos recettes contre le choléra mais, comme la plupart se ressemblent, à quelques variantes près, nous préférons les résumer et les compléter dans un dernier article que nous empruntons au *Conseiller médical.*

« Il est de toute nécessité, dit ce journal, de se prémunir contre les atteintes du choléra.

Pour cela que faire ?

Avant tout : de l'*hygiène.* Hygiène de la maison, hygiène de l'individu, hygiène publique.

1° *Hygiène de la maison.*—De l'air, de l'eau. Propreté partout : aérez, badigeonnez, désinfectez au moyen du bi-iodure de mercure, de l'eau oxygénée, du sulfate de cuivre acide salicylique, chlorure de chaux, chlorure de zinc.

2° *Hygiène de l'individu.*— Propreté du corps (lotions, pratiques hydrothérapiques), propreté des vêtements ; vie régulière, paisible, alimentation suffisante. Pas d'eau ordinaire aux repas, à moins qu'elle ne soit bouillie. Les eaux minérales naturelles, dites eaux de table, doivent être préférées.

*Calme* de l'esprit, ne pas *s'effrayer*, ne pas *commettre d'imprudence, nec timere, nec temerè*;

S'il y a diarrhée, la combattre immédiatement, énergiquement par la médication suivante :

### *Chez les très jeunes enfants.*

| | |
|---|---|
| Sirop de cousoude . . . . . . . . . . . . . . . | 20 grammes. |
| Eau de chaux . . . . . . . . . . . . . . . . . | 50   — |
| Sous-nitrate de bismuth . . . . . . . . . . . | 3   — |

Six ou huit fois dans les vingt-quatre heures, leur donner une cuillerée à café, avant de présenter le sein (recette du Dr Parrot).

### *A un âge un peu plus avancé.*

| | |
|---|---|
| Eau de chaux . . . . . . . . . . . . . . . . . | 20 grammes. |
| Eau de menthe . . . . . . . . . . . . . . . . | 40   — |
| Sirop de cachou . . . . . . . . . . . . . . . | 25   — |
| Laudanum Sydenham . . . . . . . . . . . . | 1 goutte. |

Une grande cuillerée de trois heures en trois heures.

(Recette du Dr West.)

### *Chez l'adolescent et l'adulte.*

Diète modérée ; pas de liquides ; potages, légumes cuits en très petite quantité, pas de fruits.

Boire *modérément* des infusions chaudes de thé, houblon, centaurée, plantes aromatiques (menthe, camomille, sauge).

Prendre toutes les heures, et selon l'intensité de la diarrhée, de deux à six grandes cuillerées de la potion suivante :

| | |
|---|---|
| Laudanum Sydenham . . . . . . . . . . . . | 10 gouttes. |
| Sous-nitrate de bismuth . . . . . . . . . . | 10 grammes. |
| Eau de menthe . . . . . . . . . . . . . . . . | 10   — |
| Eau de laitue . . . . . . . . . . . . . . . . . | 70   — |
| Sirop de ratanhia . . . . . . . . . . . . . . | 30   — |

(Recette du Dr Dujardin Beaumetz.)

On peut encore faire usage de la poudre de sous nitrate de bismuth, de 5 à 10 grammes, seule ou associée à l'extrait sec d'opium (5 centigrammes).

(Recette du D<sup>r</sup> Bouchut.)

Immédiatement après une garde-robe, prendre un quart de lavement composé de :

Décoction chaude de graine de lin, un verre ;

Laudanum Sydenham, cinq à six gouttes, à introduire doucement, pour qu'il puisse être conservé.

Si la diarrhée persiste, léger purgatif salin (sulfate de soude).

32 grammes, ou deux ou trois verres à bordeaux d'eau minérale purgative.

Le docteur Jaccoud conseille la méthode indo-anglaise.

Il donne du calomel à dose de 5 centigrammes, toutes les heures ou demi-heures, si le cas est pressant, à moins que des vomissements suivent l'ingestion de chaque dose.

Au cas de choléra confirmé (*diarrhée* blanchâtre, à grains riziformes, sans douleur, vomissement, refroidissement général, affaiblissement de la voix, diminution notable de l'urine.

*Période du froid ou période algide.* Lit chauffé et corps chauds autour du malade ;

Frictions sur la peau avec un gant de crin ou un morceau de flanelle ou de drap imbibé de baume de Fioraventi ; frictions avec un drap mouillé fortement tordu, jusqu'à ce que la réaction apparaisse : ou bien encore lotions sur tout le corps, pendant dix à quinze secondes, avec de l'eau vinaigrée froide, suivies d'enveloppement dans une couverture de laine ; à réitérer toutes les deux ou trois heures.

Injections d'éther.

Faire prendre, lorsqu'il y a affaiblissement du pouls :

| | |
|---|---|
| Liqueur d'Hoffmann . . . . . . . . . . . . . . . | 2 grammes. |
| Acétate d'ammoniaque . . . . . . . . . . . . . | 8 — |
| Teinture de cannelle . . . . . . . . . . . . . | 5 — |
| Cognac ou rhum . . . . . . . . . . . . . . | 40 — |
| Hydrolat de mélisse . . . . . . . . . . . . | 50 — |
| Sirop de menthe . . . . . . . . . . . . . . | 30 — |

(Recette de *Paris médical.*)

ou simplement un demi-verre à bordeaux de thé fort et chaud, additionné de rhum, d'eau-de-vie, ou de vin chaud sucré, ou, en petite quantité, une infusion chaude ou aromatique de dix à douze gouttes de teinture de cannelle.

*Contre les vomissements.* — Faire avaler de petits fragments de glace, vin de Champagne frappé; au besoin, injections hypodermiques de chlorhydrate de morphine (commencer par 5 milligrammes).

Combattre l'état d'*asphyxie* par des inhalations d'oxygène toutes les heures ou des injections d'eau tiède.

*Période de réaction.* — La favoriser, si elle est incomplète; la combattre quand elle dépasse le but et se traduit par des congestions viscérales et surtout de la tête (sinapismes aux extrémités inférieures, compresses d'eau froide vinaigrée sur le front, souvent renouvelées, sangsues derrière les oreilles, boissons sudorifiques.

Il faut isoler les malades autant que possible, désinfecter les linges, vêtements, objets de literie, parquets, vases à déjections.

Ceux qui approchent les malades et qui les servent, doivent se laver les mains à l'eau tiède phéniquée ou dans une solution de permanganate de potasse et mieux de sulfate de cuivre du commerce ou couperose bleue.

3° *Hygiène publique.*— *Mesures contre les agglomérations d'individus.*— En temps de choléra, il faut éviter toutes les grandes agglomérations d'hommes sur un même point; ces réunions et ces foules deviennent facilement un foyer de propagation de l'épidémie ; les foires, les courses de chevaux, etc., doivent autant que possible être ajournées.

*Contre les accumulations d'immondices.* — L'accumulation des immondices, fumiers, résidus industriels en décomposition dans les cours et au voisinage immédiat des maisons doit être sévèrement prohibée. Ces amas en décomposition ne seront toutefois remués et enlevés qu'après avoir été arrosés avec une des solutions désinfectantes citées plus haut. On arrosera avec le même liquide l'emplacement devenu libre.

*Contre la stagnation dans les égouts.* — Il faut plus que jamais empêcher la stagnation des matières dans les égouts, surtout au-dessous des bouches ouvrant sur la rue. Le lavage de ces bouches pourrait être fait avec un mélange désinfectant.

*Contre les vidanges.* — En temps d'épidémie de choléra, les opérations de vidange ne doivent être autorisées qu'à l'aide de tonneaux hermétiques, actionnés par la vapeur et brûlant les gaz sous les chaudières. Après chaque opération, le radier et les murs de la fosse doivent être désinfectés. Il faut qu'en temps d'épidémie toutes les fosses fixes soient surveillées et désinfectées par les soins de l'administration.

*De la déclaration obligatoire.* — La déclaration immédiate à l'administration municipale de tout cas de choléra survenu dans la maison doit être obligatoire. Dans des circonstances aussi exceptionnelles, les maires doivent, user des droits que l'article 3 du titre XI de la loi des 16-24 août et la loi du 5 avril 1884 leur confèrent en cas d'épidémie et de fléaux calamiteux.

Cette déclaration doit être faite à la mairie avant l'expiration des vingt-quatre heures, par les soins et sous la responsabilité des personnes qui entourent le malade.

*Désinfection de l'appartement infecté.* — La chambre occupée momentanément par un cholérique ne pourra être livrée à un nouveau voyageur ou locataire qu'après désinfection complète par la combustion de 30 grammes de soufre par mètre cube.

*Des lavoirs.* — Les lavoirs publics doivent être l'objet d'une surveillance particulière afin que le linge souillé par les cholériques ne soit pas lavé en commun. Ce linge doit, d'ailleurs, avant d'être livré aux blanchisseuses, être désinfecté, comme il a été dit plus haut.

*Des voitures.* — Il faut se précautionner d'un nombre suffisant de voitures spéciales exclusivement affectées au transport des cholériques. Elles doivent être désinfectées chaque jour ; il en sera de même de celles qui, venant prendre à domicile le matériel contaminé, doivent le rendre plus tard purifié.

*Des ambulances et des hôpitaux.* — Enfin, il faut préparer immédiatement des ambulances de secours, des chambres d'urgence bien isolées dans les hôpitaux généraux, des hôpitaux ou baraques affectés spécialement aux cholériques.

Notre travail serait incomplet si nous ne donnions quelques renseignements sur la transmission du choléra et sur les moyens les plus efficaces à employer pour combattre cette transmission.

C'est le plus souvent par les matières des vomissements et les selles que le choléra se propage ; ces matières ne sont pas beaucoup moins dangereuses dans les attaques les plus légères que dans les cas les plus graves. Il faut donc les désinfecter et les faire disparaître le plus tôt possible de la chambre des malades.

On peut empoisonner toutes les latrines d'une maison en y jetant ces matières non désinfectées.

*De la désinfection.* — Les désinfectants recommandés sont : en première ligne le sulfate de cuivre et, à son défaut, le chlorure de chaux et le chlorure de zinc. L'acide phénique et le sulfate de fer sont insuffisants.

*Vases.* — Il faut d'abord mêler à chaque selle ou à chaque litre de matières liquides .

Ou bien un grand verre de la solution suivante, de couleur bleue :

Sulfate de cuivre du commerce ou couperose bleue : 50 grammes;

Eau simple : 1 litre.

Ou bien une petite tasse à café de chlorure de chaux en poudre (environ 80 grammes) ou bien de chlorure de zinc au centième.

Il est préférable de déposer par avance le désinfectant au fond du vase destiné à recevoir les déjections.

*Linges.* — Les linges de corps ou de literie souillés par les déjections doivent être plongés, avant de sortir de la chambre dans un baquet contenant 20 litres d'eau auxquels on mêlera :

Ou bien 4 litres de la liqueur bleue ;

Ou bien deux tasses à café (150 à 200 grammes) de chlorure de chaux sec qu'on noue dans un sac en toile.

On les retirera du baquet, en les tordant, au bout d'une demi-heure d'immersion dans ce liquide, qu'il suffit de renouveler tous les jours. Mais il faut remettre le linge humide encore au blanchisseur, qui le rincera immédiatement dans l'eau bouillante avant de le soumettre à la lessive commune.

*Literies.* — Autant que possible, les literies occupées par les malades devront être garnies de larges feuilles de papier goudronné ou de journaux pour prévenir la souillure des matelas. Ces papiers seront détruits par le feu.

*Matelas.* — Les matelas tachés ou souillés devront être humectés, à l'aide d'un chiffon ou d'un tampon d'ouate, avec la solution bleue étendue de cinq fois son volume d'eau ou avec la solution de chlorure de chaux (une cuillerée à café de chlorure sec par litre d'eau).

*Etuves.* — Ces matelas pourront dès lors être enlevés sans danger par des voitures spéciales et désinfectés dans des étuves, soit par la vapeur, soit par l'air chauffé à + 110 degrés environ.

En l'absence d'appareils ou d'établissements aménagés à cet effet, les matelas devront être étalés sur des chaises dans une chambre close et exposés pendant vingt-quatre heures aux vapeurs résultant de la combustion de 30 grammes au moins de soufre par mètre cube du local (soit 1 kilogramme de soufre pour une chambre longue de 4 mètres, large de 5 mètres, haute de 4 mètres).

*Cabinets d'aisances.* — Deux fois par jour, dans les maisons où s'est produit un cas de choléra, on versera dans la cuvette des cabinets deux litres de la liqueur bleue, ou deux tasses à café de chlorure de chaux à sec, délayé dans deux litres d'eau.

*Vêtements.* — Les pièces de vêtement susceptibles d'être lavés sont soumises au même traitement. Les pièces en drap et en tissus de laine seront envoyées, avec la literie, à l'étuve dont il sera parlé plus loin.

On peut toutefois les désinfecter, au soufre, de la manière suivante : on les suspend dans un cabinet vide dont toutes les ouvertures sont bien closes, on asperge le sol avec un peu d'eau, pour rendre l'air humide, et l'on y fait brûler 30 grammes de fleur de soufre par mètre cube de l'espace ; le soufre sera placé dans une terrine, à demi remplie de sable humide; on se retirera rapidement après avoir allumé le soufre ; le cabinet ne sera ouvert qu'au bout de vingt-quatre heures. Quand les vêtements sont profondément souillés et de peu de valeur, il est préférable de les brûler.

*Planchers.* — Les taches ou les souillures sur les planchers, les tapis, devront immédiatement être lavées à l'aide d'un chiffon, soit avec la solution bleue de couperose, soit avec un lait de chlorure de chaux obtenu en mêlant une cuillerée de chlorure sec à un litre d'eau. Le chiffon sera ensuite brûlé.

*Tuyaux d'évier.* — Une tasse à café de la liqueur bleue ou de chlorure de zinc liquide à 45 degrés devra être versée chaque soir dans les tuyaux d'évier, les plombs, les conduites des eaux ménagères.

*Siphons.* — Partout où il sera possible, on établira sur le trajet des tuyaux de chute des siphons ou tubes en plomb ou en grès recourbés en U, afin d'empêcher le reflux des gaz de l'égout dans l'intérieur des maisons.

*Ordures ménagères.* — Les ordures ménagères et les rebuts de cuisine devront être gardés dans une caisse bien fermée, à couvercle ; chaque jour, on répandra à leur surface soit un demi-verre de solution de couperose bleue, soit une ou deux cuillerées de chlorure de chaux en poudre.

Ces débris seront descendus chaque soir dans une caisse métallique bien close, établie par le propriétaire dans la cour de chaque maison ; on en saupoudrera la surface avec du chlorure de chaux avant la nuit. Chaque matin, cette caisse sera vidée dans les charrettes publiques par les soins des employés de la voirie, qui déposeront une certaine quantité de chlorure de chaux au fond de la caisse vide pour la désinfecter.

Là se termine notre tâche. Au moment où le choléra sévit à l'une des extrémités de la France et peut nous envahir d'un moment à l'autre, nous avons cru devoir recueillir de partout et réunir sous forme d'une modeste brochure à la portée de tout le monde, les conseils de la foi et de la science médicale, les recettes les plus suivies, celles surtout dont le succès est confirmé par l'expérience. Puisse notre but être atteint et les quelques remèdes anticholériques que nous indiquons ici ne servir que de mesures préventives et épargner à nos lecteurs les atteintes du terrible fléau qui décime en ce moment nos frères de Toulon et de Marseille !

# CONCLUSION

Si le bon sens le plus vulgaire nous fait une loi de veiller dans la mesure du possible, à la conservation de la santé du corps et de prendre, pour cela, les précautions hygiéniques prescrites par la religion et la science médicale, comme nous venons de le dire plus haut, en indiquant les mesures préventives que nous devons employer pour conjurer les atteintes du choléra, à combien plus forte raison sommes-nous tenus de donner tous nos soins à la santé de l'âme, cette autre partie supérieure de nous-mêmes et d'écarter des nobles facultés qui la composent tout ce qui pourrait en ternir l'éclat, en affaiblir la vigueur et la détourner du but final qu'elle doit atteindre, en un mot d'éloigner d'elle tous les miasmes *délétères*, tous les poisons *intellectuels* et *subtils* qui pourraient en altérer l'essence divine et lui porter des coups plus terribles que ne sont pour le corps les étreintes de la peste et du choléra. Au nombre de ces poisons subtils et *mortels au premier chef*, nous signalerons surtout ici ceux que distillent à foison, de nos jours, les milliers de romans et de journaux *athées, immoraux, antireligieux, anti-sociaux* qui pullulent autour de nous ; les élucubrations fol-liculaires historiques, philosophiques, fantaisistes et men-songères, dont le but, caché sous des formes séduisantes, est évidemment de renverser tout ce que les siècles passés nous ont légué de plus sacré : religion, morale, histoire et gouvernement, et de refaire un monde nouveau façonné à leur image et à leur ressemblance, sans *Dieu*, sans *prêtres*, sans morale, sans boussole politique, ballotté par tous les vents des doctrines radicales, socialistes, révolutionnaires, positivistes et franc-maçonniques.

A tous ces microbes de la pire espèce, qui s'échappent, chaque jour, de tous les pores des officines immondes et malsaines, qui envahissent notre société, s'attachent à ses flancs, comme le vampire à sa proie, il faut opposer *sans retard* des contre-poisons énergiques, infaillibles qui tuent le mal sur place ou tout au moins lui portent des coups mortels. Mais, ces contre-poisons, me dira-t-on, où les trouverons-nous et comment nous les procurer et les mettre à la portée de tout le monde ? Ici encore nous conseillerons à nos lecteurs de recourir aux bons offices de la Société générale de Librairie Catholique. Cette Société a, sur ses rayons, de ces remèdes souverains *contre toutes les maladies de l'âme*, qu'elle prépare et expédie chaque jour aux quatre coins de l'univers. Il nous est impossible d'en donner ici la liste complète, elle est trop longue et demanderait un volume ; qu'il nous suffise de signaler les principaux et l'usage que l'on en fait.

1° Aux romans immoraux, malsains et obscènes, la Société de Librairie Catholique propose comme antidotes les romans *nouveaux, revus et expurgés* du grand romancier catholique Paul Féval, ceux de Fulbert Dumonteil, d'Oscar de Poli, d'André Barbes, d'Antonin Dupuis, de Mme Julie Lavergne, d'Edouard Drumont, de V. Vattier, du général Ambert, de Mahon de Monaghan, de Charles Buet, d'Ernest Hello, d'Adrien Duval, de Jean Grange, de l'abbé Périgaud, d'Eugène de Margerie, de Raisme, de Mme de Boden, de Zénaïde Fleuriot et de Jean Lander, etc., etc. Aux journaux de la même trempe, elle présente comme contre-poison : *L'Illustré pour tous,* revue hebdomadaire où ne prennent place que les écrivains les plus catholiques; *le Paysan*, journal qui réunit l'utile à l'agréable, donne des chroniques agricoles, des recettes hygiéniques, des histoires *rurales et patriotiques*.

Aux élucubrations historiques mensongères, antireligieuses et antisociales, elle oppose sa riche collection historique et particulièrement les ouvrages suivants : *La Saint-Barthélemy et les premières guerres de religion en France; la Fable de la Papesse Jeanne; la Société au XIII<sup>e</sup> siècle; l'histoire de la Révolution française; l'Histoire contemporaine; le Droit du seigneur au moyen âge; la Question de Galilée; la Révocation de l'édit de Nantes; les Nouveaux Eclaircissements sur l'Assemblée de 1682; M. Augustin Thierry, son système historique et ses erreurs; Albert le Grand et saint Thomas d'Aquin; la Légende des Girondins; la Bible dans l'Inde; l'Amiral de Coligny; Esclaves, serfs et mainmortables;*

3° Aux théories positivistes et matérialistes des Paul Bert et des prétendus savants de la même école, elle répond par les ouvrages scientifiques suivants :

*Les Confins de la science et de la philosophie; l'Accord de la science et de la foi; Comment s'est formé l'univers;*

*Les Ignorances de la science moderne; Actualités ou réponses aux objections de la science antichrétienne; le Darwinisme et l'origine de l'homme; les Causeries du Docteur; les Savants illustres du XVI<sup>e</sup> siècle; les Questions controversées de l'Histoire et de la science, etc., etc.*

4° Elle dévoile les ténébreuses menées et les sourdes conspirations de la franc-maçonnerie et des sociétés secrètes dans une série de brochures dont les principales sont :

*Lettre encyclique du Pape Léon XIII; La Franc-maçonnerie, doctrine, histoire, gouvernement; La Franc-maçonnerie, voilà l'ennemi; La Franc-maçonnerie au pouvoir; Les Francs-maçons dévoilés par eux-mêmes; Les sociétés se-*

crètes, par Claudio Jannet; *Tract sur la franc-maçonnerie;
le Secret d'un franc-maçon*, etc.;

5° Enfin elle a en réserve toute une collection de publications populaires répondant aux attaques des ennemis de la religion; les principales sont : *L'inquisition; la dîme, la corvée et le joug ; Nos soldats ; Les ignorantins ; L'Eglise et l'Etat, leurs rapports et leurs droits ; L'ouvrier du temps de jadis ; Qui a fait la France? Nos missionnaires; Faut-il se reposer un jour par semaine? Vieux Mensonges; Observations sur le manuel Compayré ; Une erreur historique; Qu'est-ce qu'un jésuite ? La France avant 1789 ; Le peuple sous l'ancien régime ; A quoi servent les couvents? Le clergé et ses privilèges ; La guerre à Dieu par l'instruction obligatoire, gratuite et laïque. L'École gratuite ; Le concordat et la proposition Boysset ; La morale civile; Le mariage civil ; l'Etat est-il possible sans prêtre? Les miracles;* etc.

Nous en passons et des plus belles.

Vous le voyez, les remèdes ne manquent point; il suffit de se les procurer et de savoir les appliquer en temps, c'est-à-dire le plus vite possible, afin d'enrayer le mal et d'en étouffer le germe.

Si vous êtes embarrassé pour le choix de ces remèdes, n'hésitez point à vous adresser à la Direction de la Société générale de Librairie Catholique. Désireuse de vous être agréable et d'étendre ses relations avec le public, elle s'empressera *toujours* de vous fournir les renseignements dont vous pourrez avoir besoin non seulement pour *vos achats de livres*, mais encore pour toutes vos commissions et celles de vos amis, sur la place de Paris.

La Société a pour cela un service spécial et un comptoir de Commission, installé sur la plus grande échelle et présentant toutes les garanties et des avantages sérieux de temps et d'économie.

Par suite des opérations multiples qu'elle est arrivée à

faire pour le compte de ses actionnaires et de ses clients : encaissement de coupons, achat et vente au comptant de toutes valeurs négociables en Bourse et en Banque, la Société générale de Librairie Catholique, a acquis la confiance d'un certain nombre d'entre eux, qui l'ont priée de tenir leurs fonds en dépôt jusqu'à ce qu'ils en aient fait le remploi, et cela, moyennant un intérêt de 3 p. 100 l'an, accordé aux fonds qu'on peut retirer en tout temps, en prévenant seulement huit jours à l'avance.

Cette confiance, d'ailleurs justifiée en tous points, a suggéré l'idée à la Société de mettre à la disposition des clients qui pourraient avoir des disponibilités en argent à échéance fixe ou plus longue des *bons obligataires*, munis de coupons trimestriels rapportant 4 et 5 p. 100, s'ils sont remboursables en trois ans ou plus. Ces bons obligataires sont de *cent francs*, *cinq cents francs*, *mille francs* et plus, à la convenance des clients.

La Société générale de Librairie Catholique se tient, en outre, à la disposition de ses actionnaires et de ses clients pour leur donner verbalement ou par correspondance tous es renseignements utiles sur n'importe quel objet, titre ou marchandises.

En revanche des services qu'elle rend et qu'elle peut rendre à ses clients, elle demande, *avec raison*, qu'on lui accorde la préférence pour tous les achats que l'on fait sur la place de Paris et qu'on la charge de toutes les commissions, soit qu'il s'agisse d'articles pour son usage personnel, ou d'acquisitions pour les églises, pour les maisons et les propriétés.

On ne peut et l'on ne doit pas en toute équité lui refuser cette préférence.

# PETITE BIBLIOTHÈQUE VARIÉE A 15 CENTIMES

La *Petite Bibliothèque variée* a été créée dans le but d'offrir à la masse des lecteurs populaires des lectures à la fois instructives et attrayantes.

Cette collection, qui se compose de brochures in-18 raisin, d'une feuille à une feuille et demie (36 ou 51 pages), contient des nouvelles, des récits de voyages des traits d'histoire, des biographies, etc.

Véritablement populaire, tout en conservant un caractère littéraire, exécutée avec soin au point de vue typographique, la *Petite Bibliothèque variée* a obtenu un très franc succès.

1. Les Trois Veuves, par A. DE PONTMARTIN.
2. Ce que c'est qu'un curé, par LOUIS VEUILLOT.
3. Les Sept Œuvres de miséricorde, par LÉON GAUTHIER.
4. Lidivine — Le Génie Bonhomme, par CHARLES NODIER.
5. Le Petit Pâtre, *récit polonais*, par ÉTIENNE MARCEL.
6. Le Retour à Dieu, par M<sup>gr</sup> DUPANLOUP.
7. Voyage au Grand Saint-Bernard, par MAXIME DUCAMP.
8. La Mort de M<sup>gr</sup> Darboy (24 mai 1871).
9. Les Deux Coupes, par CHARLES DUBOIS.
10. Le Moléson, *souvenir de Suisse*, par LOUIS VEUILLOT.
11. Le Massacre des dominicains d'Arcueil, par P. PRADIÉ fils.
12. La Neige, par A. ROCOFORT.
13. Un Médecin sous la Terreur, par E. LAFONT.
14. Le Bonhomme Jacques, par PAUL FÉVAL.
15. Le 18 Mars 1871, par EDMOND VILLETARD.
16. Le Lépreux de la cité d'Aoste, par XAVIER DE MAISTRE.
17. Le B. André Bobola, par le R. P. OLIVAINT.
18. Abd-ul-Beg, par ÉTIENNE MARCEL.
19. Monseigneur de Belzunce et la Peste de Marseille, par dom TH. BÉRANGIER.
20. Charlemagne, par AD. DEMOLINS.
21. Saint Louis, par le même.
22. La Turctière, par J.-T. DE SAINT-GERMAIN.
23. Jean et sa Lettre. — Le Saint Diot, par PAUL FÉVAL.
24. Excelsior, par M<sup>me</sup> J. LAVERGNE.
25. Louis XVI à la Prison du Temple, par MADAME ROYALE.
26. L'Aveugle d'Argenteuil, par A. FLOQUET.
27. La Rose thé par M<sup>me</sup> LAVERGNE.
28. La Pendule à musique, par la même.

Prix : 15 centimes ; — *franco*, 20 centimes.

5183. — Paris. Imprimerie A. L. GUILLOT, 7, rue des Canettes.

www.ingramcontent.com/pod-product-compliance
Ingram Content Group UK Ltd.
Pitfield, Milton Keynes, MK11 3LW, UK
UKHW021213230726
13926UKWH00001B/500